DE L'HYGIÈNE

DANS SES RAPPORTS

AVEC LE DÉVELOPPEMENT ET LA PROPAGATION

DU CHOLÉRA.

PAR

LE DOCTEUR ROCHARD,

Ancien chirurgien de la marine impériale, médecin-adjoint de la prison des Madelonnettes, Directeur de la Maison de Santé de la rue Marbeuf, etc.

Publications de **l'Union Médicale**, des 26 Août et 30 Septembre 1854.

PARIS,

TYPOGRAPHIE FÉLIX MALTESTE ET Cie,

Rue des Deux-Portes-Saint-Sauveur, 22.

1854

Lettre

A M. LE DOCTEUR AMÉDÉE LATOUR,

Rédacteur en chef de l'*Union Médicale*.

Paris, ce 24 Août 1854.

Mon cher confrère,

J'avais commencé à tracer quelques lignes sur la prophylaxie des épidémies, et particulièrement sur celle du choléra, lorsqu'en lisant le numéro du 15 août de votre intéressant journal, j'ai remarqué, dans l'article intitulé : *Encore un mot sur les visites préventives*, la phrase suivante, que je vous emprunte, pour en faire l'épigraphe de mon travail :

« Il s'agit de savoir précisément s'il existe une prophylaxie certaine
» d'une maladie contre laquelle nous ne pouvons opposer qu'une théra-
» peutique incertaine. »

Cette formule exprime la même pensée que j'étais occupé à développer, et je serais très heureux si, par quelques considérations sur la prophylaxie du choléra, je parvenais à seconder vos louables et persévérans efforts pour obtenir de l'administration de l'assistance publique, l'organisation des visites préventives, concurremment avec les bureaux de secours.

Dr ROCHARD,
Ancien chirurgien de la marine,
Médecin-adjoint de la prison des Madelonnettes.

PROPHYLAXIE DU CHOLÉRA.

DE L'HYGIÈNE

DANS SES RAPPORTS

AVEC LE DÉVELOPPEMENT ET LA PROPAGATION DU CHOLÉRA.

PREMIER ARTICLE.

En consultant la statistique des différentes invasions du choléra depuis 1832, on voit que le nombre des personnes qui ont succombé à ce fléau s'est toujours élevé à plus de la moitié du nombre des personnes qui en ont été atteintes ; la même proportion de mortalité s'observe encore dans l'épidémie actuelle. Ces chiffres prouvent que non seulement on n'a pas trouvé le spécifique unique et certain du choléra, mais qu'on n'a pas même trouvé l'ensemble de moyens thérapeutiques qui concourent avec quelque certitude à sa guérison.

Les agens les plus énergiques, tels que le sulfate de strychnine, le foie de soufre, l'essence de térébenthine, le phosphore, les vésicatoires rachidiens, etc., etc., ont été successivement essayés. Si parfois leur action perturbatrice, en dissipant les symptômes les plus alarmans, ont donné des lueurs de succès, ces illusions ont bientôt disparu devant l'insuccès de nouvelles expériences ; et les cas de réussite même les mieux constatés restent encore douteux, parce qu'on ignore s'ils ne sont pas les effets de ces ressources cachées que la nature tient toujours en réserve.

Cependant, cette insuffisance des agens thérapeutiques jusqu'ici expérimentés, ne doit pas décourager les médecins qui cherchent de nouveaux remèdes; elle doit seulement les tenir en garde contre les effets nuisibles d'une médication trop énergique dans la période algide du choléra. C'est un fait certain, qu'il meurt autant de malades au moment de la réaction qu'au plus fort de la période algide; il est donc à craindre que les agens perturbateurs, en affaiblissant les ressorts de la nature, pendant ce premier temps de la maladie, ne rendent tout à fait impossible ce mouvement de réaction, qui a déjà tant de peine à s'accomplir. N'ont-ils pas été quelquefois des causes directes de mort en provoquant vers le cerveau, les poumons ou les organes digestifs, ces congestions consécutives qui emportent les malades au moment où on les croyait le plus près de la guérison ?

En résumé, nous voyons que la mortalité du choléra s'élève à plus de la moitié des personnes qu'il atteint, qu'on n'a trouvé ni spécifique, ni traitement rationnel pour le guérir. N'y aurait-il pas du moins quelque moyen pour s'en préserver ? Ici, nous entrons dans un ordre d'observations plus rassurantes. C'est qu'à chacune des visites qu'il nous fait, le choléra restreint le nombre de ses victimes : la dernière invasion a été plus bénigne que celle de 1849, qui, elle-même a été moins meurtrière que la première invasion de 1832. Ainsi, la pestilence de l'épidémie diminue graduellement, quoiqu'on ait pas trouvé un spécifique pour la combattre. On n'a pas trouvé d'avantage le spécifique de la fièvre jaune et de la peste, et cependant ces épidémies font aujourd'hui moins de victimes en Amérique et en Égypte qu'elles n'en faisaient autrefois.

Pour expliquer cette décroissance morbifique, nous n'avons nul besoin de croire à la théorie de l'acclimatement des épidémies; il est au contraire plus rationnel de l'attribuer à une amélioration des conditions hygiéniques chez les diverses populations exposées à leurs ravages.

Examinons donc les ressources que peuvent nous offrir les applications raisonnées de l'hygiène pour prévenir les influences cholériques, et pour combattre les accidens prodromiques qu'elles produisent.

Aucune recherche scientifique n'a pu faire connaître, jusqu'ici, la véritable nature du choléra, non plus que les moyens par lesquels il se propage. Des lésions de fonctions ne sont que trop visibles dans cette terrible maladie ; mais les lésions organiques ont échappé à toutes les investigations de l'anatomie et de la physiologie pathologique. Parmi les phénomènes apparens que produit ce génie occulte errant dans notre atmosphère, il y en a un qui ne manque presque jamais au début, c'est cette diarrhée justement appelée *prémonitoire,* parce que si elle n'est pas encore le signe d'une invasion du choléra, elle est le signe d'une prédisposition imminente à le contracter.

C'est un fait désormais acquis à la science, que la diarrhée est le premier effet sensible de l'action épidémique ; cet état maladif peut se prolonger pendant des jours et des semaines avant d'être suivi d'une véritable attaque de choléra. On comprend donc de quelle importance peut être ici le régime alimentaire, pour empêcher qu'une indisposition, légère à l'origine, ne dégénère à la fin en un mal toujours très dangereux et souvent incurable. La règle générale à suivre est de ne prendre que des alimens d'une assimilation facile, et dont le choix est varié suivant les constitutions et les habitudes individuelles, et suivant l'état où se trouvent les organes digestifs.

Mais les médecins peuvent seuls faire connaître les préceptes de l'hygiène générale, et surtout de l'hygiène alimentaire ; c'est pourquoi il faudrait, en temps d'épidémie, établir, dans toutes les contrées menacées, un système de visites préventives, qui fût déjà régulièrement mis en pratique au moment de l'invasion du fléau. Les Anglais ont compris, avant nous, l'importance de ces préventions, et leurs bureaux de secours préventifs, établis sur une grande échelle, ont produit les meilleurs résultats dans la dernière épidémie. Cet exemple mérite d'être suivi, et nous faisons dans ce but un appel à l'administration française ; parce que son intervention est indispensable pour décider les populations à se prêter aux enquêtes bénévoles des médecins qui ont le chagrin de voir presque toujours leur initiative dédaignée par ceux même à qui elle serait le plus profitable.

Mais les visites préventives, pour atteindre le but *prophylactique* qu'on se propose, ne devraient pas se borner à une enquête statistique des cas de diarrhée et de vomissemens, elles devraient s'étendre à tout ce qui tient à l'amélioration du régime alimentaire et l'assainissement des habitations. Enfin, l'on complèterait l'ensemble de ces mesures par la publication gratuite de petits écrits, où les préceptes de l'hygiène seraient clairement exposés. Dans cette espèce de catéchisme sanitaire, destiné à être répandu dans les écoles publiques et les ateliers, on préviendrait les classes laborieuses contre les suites de la malpropreté et de l'intempérance ; on leur donnerait des notions rationnelles sur l'art de conserver sa vie, et en les avertissant de se tenir en garde contre les premières atteintes de l'épidémie, on, indiquerait les lieux et les heures où chacun pourrait se procurer gratuitement des conseils et des secours préventifs.

La foi aveugle aux remèdes secrets et aux recettes de commères ne disparaîtra que par la vulgarisation des connaissances hygiéniques. Qui sait si l'organisation des bureaux préventifs ne serait pas le commencement d'une bonne compagne contre les ignorances et les crédulités populaires? Du reste, il n'y a pas d'objection possible à cette institution: la bienfaisance le réclame, l'expérience en a prouvé l'utilité, le zèle des médecins lui est offert, il ne manque donc qu'un appel de l'administration pour qu'elle se réalise.

Mieux vaut prévenir le mal quand il nous menace, que de le combattre quand il nous a atteints. Cet axiome n'est pas moins vrai au physique qu'au moral, et les gardiens de la santé publique, médecins ou administrateurs, devraient l'avoir toujours présent à l'esprit en temps épidémique. La marche du fléau démontre l'importance des moyens préventifs.

Les premières victimes sont prises dans les classes indigentes, mais ensuite les classes aisées ne sont point épargnées. Il semble que l'épidémie ait pour mission de punir les fautes contre l'hygiène partout où elles se commettent, car elle frappe également les riches qui se livrent à tout l'excès de leurs appétits, et les pauvres qui passent d'un excès de privation à une grossière intempérance.

En conclusion de tout ce qui précède, nous disons que, parmi les mesures à prendre contre l'invasion du choléra, il y en a deux d'une utilité incontestable et d'une éxécution facile ; la première est d'avertir les gens de toutes conditions, le public tout entier, que c'est au début de l'épidémie, lorsque son influence devient apparente par les diarrhées prodromiques, qu'il importe de la combattre ; la seconde, est d'organiser, par arrondissement et par quartier, des visites médicales préventives, afin que chaque particulier puisse être individuellement informé des précautions hygiéniques qu'il doit prendre et du régime alimentaire qu'il doit suivre.

Pour ma part, j'ai à citer les faits de ma pratique, où j'ai vu l'usage de certains alimens agir avec efficacité contre les diarrhées prodromiques. Sans doute, ces cas de guérison peuvent être dus aux seuls efforts de la nature, et je n'oserais pas m'en prévaloir pour préconiser mes prescriptions d'hygiène alimentaire, si je n'avais pu constater avec évidence l'efficacité préservatrice d'alimens analogues dans des maladies, qui, elles-mêmes, ne sont pas sans analogie avec l'épidémie cholérique.

Il y a vingt-cinq ans, dans mon premier voyage dans l'Inde, je fus frappé de l'immunité dont jouissaient quelques vieux traitans qui habitaient Madagascar depuis longues années, et qui traversaient des hivernages souvent très meurtriers pour les Européens en général, sans éprouver le moindre changement dans l'état de leur santé. En causant avec eux, j'appris qu'ils devaient à leur hygiène ce privilége de vivre dans un pays aussi malsain. La dysenterie et les fièvres pernicieuses y sont endémiques. Pour ces traitans, la dysenterie était très redoutée, et voici le régime qu'ils prétendaient être souverain pour la prévenir : c'était de mêler avec leur viande de bœuf ou de volailles, leur poisson ou leur riz, des feuilles de morel noire. Ces feuilles de solanées (*solanum nigrum,* etc.), qu'on mange, du reste, à Bourbon et aux Antilles, sont émollientes et légèrement narcotiques ; mêlées ainsi aux alimens, elles agissent à la fois comme aliment et comme remède ; en qualité de remède, elles apaisent la surexcitation nerveuse de l'appareil gastrique ; en qualité d'aliment, elles réparent l'économie et la maintiennent ainsi en état de lutter contre les influences pernicieuses.

Ces faits, qui m'avaient frappé quand j'en fus témoin, me revinrent en mémoire lorsque je fus consulté dernièrement par des personnes habituellement sujettes à des irritations d'estomac suivies de diarrhée, sur le régime à suivre en temps de choléra, et j'ai pensé que l'usage de la morelle, dont la vertu, plus narcotique, est proportionnée aux chaudes excitations des températures équatoriales, pouvait être suppléé ici par la laitue cultivée, la chicorée et d'autres plantes, dont les qualités sédatives, plus douces, sont mieux en rapport avec nos climats tempérés. Je conseillai de mêler aux viandes simplement préparées et en rapport avec les sympathies de l'estomac, des chicorées, mais principalement des laitues cultivées (*Lactuca sativa. L.*). Ces légumes doivent être mangés cuits simultanément, à chaque repas, avec les autres alimens.

Pour obtenir tout le bénéfice de ce régime, on évitera avec soin les crudités et les fruits qui n'auraient pas acquis leur complète maturité ; encore faut-il en manger peu. Les personnes qui, du reste, ont expérimenté cette hygiène préventive, ont éprouvé une amélioration notable de leur santé ; les digestions sont devenues plus régulièrement bonnes, et aucun accident n'est venu les surprendre.

Mais, je le répète, en finissant, je ne veux pas donner à ces indications de prophylaxie hygiénique des prodrômes du choléra, une trop grande importance, mais j'ai cru qu'elles méritaient de vous être communiquées, puisqu'elles sont d'accord avec votre opinion, qui consiste à compléter l'assistance publique par l'organisation simultanée des bureaux de prévention et de secours, et que, du reste, elles répondent à votre pensée que j'ai prise pour épigraphe : « Il s'agit de savoir précisément s'il y a une prophylaxie certaine d'une maladie contre laquelle nous ne pouvons opposer qu'une thérapeutique incertaine. »

DEUXIÈME ARTICLE.

Mon cher confrère,

L'obligeance avec laquelle vous avez accueilli mes considérations sur l'hygiène dans les temps d'épidémie, me fait espérer que vous voudrez bien m'ouvrir les colonnes de votre intéressant journal pour une nouvelle communication sur le même sujet. Mon premier article a porté sur les mesures préventives du choléra ; dans celui-ci, je veux faire connaître quelques moyens que l'hygiène nous fournit pour empêcher au moins les progrès de l'épidémie lorsqu'il n'est plus temps d'en arrêter l'invasion. Mais, auparavant, je dirai quelques mots pour confirmer cette conclusion de mon premier article : que, dans les temps de choléra, l'oubli des lois de l'hygiène peut faire plus de mal que les prescriptions des meillleurs remèdes ne peuvent faire de bien. Cette insuffisance de médication s'observe aussi dans les autres épidémies, mais à un degré bien moindre que dans le choléra. Ainsi, les bubons de la peste, les vomissemens de la fièvre jaune, en indiquant au médecin que certains organes sont plus profondément atteints que d'autres, sont ou épargnés ou moins malades, lui laissent encore le choix d'un lieu pour l'application des remèdes ; au contraire, dans le choléra parvenu à sa période algide, on ne peut trouver nulle part un lieu de médication, parce que la virulence de l'épidémie a tout envahi. Il y a plus, dans cet état, non seulement la médication est habituellement inutile, mais elle peut même devenir nuisible. C'est M. le d^r Duchaussoy qui nous l'a dit dans votre journal, et il en a fort bien expliqué les raisons. « Quelquefois, dit-il, pendant la période algide, le médecin, confiant dans une prétendue tolérance, multiplie les médicamens toxiques et en augmente démesurément les doses. L'inertie de l'estomac retient tout, puis, au moment de la réaction, si la fonction absorbante se réveille subitement, on voit les médicamens toxiques devenir les agens d'un véritable empoisonnement. » Il faut recourir aux contre-poisons, triste occupation pour un médecin que celle de guérir son patient du mal qu'on vient de lui donner au lieu de le guérir du mal pour lequel on le traite !

Cependant, n'abaissons pas injustement le rôle de la médecine dans l'épidémie, en rappelant avec la plupart de mes confrères qu'elle est inefficace — je dis inefficace et non pas inutile, — pendant la période algide ; je conviens avec eux qu'elle est souverainement efficace pendant la période prodromique, et d'ailleurs, combien de malades n'ont dû la vie qu'aux soins intelligens de leur médecin au moment où la réaction se prononce ! Cet aveu n'ôte rien à l'opportunité des indications hygié-niques qui font l'objet de cet article, non plus qu'à l'utilité d'autres mesures préventives ou préservatrices que l'ont peut proposer.

Dans la séance académique du 8 septembre dernier, M. Bouillaud a proposé la vaccination comme un moyen de se préserver du choléra ou plutôt il a appelé les recherches sur ce point en disant : « Il faudrait s'efforcer de trouver la vaccine du choléra. » L'expérience serait neuve et hasardeuse, il y a donc lieu à discuter ; il est bon même de le faire, puisque, dans ce cas, en scrutant les chances d'insuccès, on éclaire en même temps les moyens qui peuvent préparer la réussite. C'est pour cela que je me permets d'exprimer des doutes sur la bonne issue de la proposition faite par notre savant professeur. Mon raisonnement est bien simple, il s'appuie sur ce fait, que la différence radicale que l'on remarque entre le choléra et les autres épidémies, quant au choix du lieu de médication, n'apparaît pas moins grande quand il s'agit de choisir un agent d'inoculation. Je vois, dans toutes les maladies humaines où la vaccine a été essayée, que l'agent inoculateur se forme essentiellement des élémens mêmes de la maladie contre laquelle on cherche un moyen de préservation, c'est le pus des boutons dans la variole, ce sera, si l'on veut, le virus de quelques chancres dans la syphilis ; mais où donc trouver, dans le choléra, ces élémens essentiels ? Sont-ils dans le sang, dans la lymphe, dans les déjections du malade ? La solution du pro-blème ainsi posée n'est pas seulement inconnue, elle est improbable.

Mais, après tout, elle n'est pas impossible, et qui sait si une expérience heureuse ne donnera pas encore, sur ce point, un démenti au raisonnement. Il appartient à un praticien aussi instruit et aussi habile que M. Bouillaud d'en faire la tentative, dont les résultats, dans tous les cas, doivent être profitables à la science, en nous montrant plus clairement en quoi le mode d'action des virus proprement dits se rapproche ou s'éloigne du mode d'action des influences épidémiques.

Passons maintenant à mes indications hygiéniques; c'est par le récit de quelques faits qui me sont personnels que je vais en commencer l'explication.

En 1833, j'étais chirurgien de marine à la Martinique, lorsqu'on y expédia de France un corps de troupes destiné au service colonial. Les soldats, avant leur départ, avaient tenu garnison à Brest et à Landerneau, localités infectées alors par le choléra. Sur mer, l'état sanitaire reste satisfaisant; la traversée dure environ un mois, sans qu'il se manifeste aucun signe d'épidémie. On débarque à la colonie pendant les fortes chaleurs du mois de juin, et, peu de jours après, plusieurs militaires sont pris des dysenteries du pays. Cet accident est si ordinaire, dans les mêmes circonstances, que je ne l'aurais pas remarqué s'il n'avait été suivi d'un de ces cas d'intercurrence épidémique dont le département de la Marne nous a fourni de nombreux exemples, pendant que la suette et le choléra y sévissaient ensemble.

A Fort-Royal, les malades des compagnies nouvellement débarquées avaient été reçus à l'hôpital comme dysentériques; mais cette affection se changea bientôt en un véritable choléra caractérisé par le froid général, la cyanose et la rapidité foudroyante de la mort (1). Cette dégénérescence ne s'arrêta pas aux nouveaux venus, d'autres dysentériques alités dans les mêmes salles, avant l'arrivée de l'expédition, ressentirent les effets du mauvais voisinage, et plusieurs moururent aussi dans les vomissemens, les crampes et les autres symptômes du choléra. C'était

(1) Voir la description *de la dysenterie cholérique* que j'ai publiée dans le *Journal hebdomadaire des progrès des sciences et institutions médicales*, 16 août 1834.

la première apparition de cette épidémie à la Martinique ; jusque-là, jamais les habitans du pays ni les troupes venues du continent, n'en avaient éprouvé la moindre atteinte. L'inquiétude était grande ; on se demandait si ces salles d'hôpital, qui étaient déjà la scène d'une transmissibilité épidémique, de malade à malade, n'allaient pas devenir le point de départ d'une invasion du choléra dans la colonie.

En réfléchissant au moyen d'empêcher cette propagation, je me rappelai une observation de Dupuytren, qui, parlant du typhus, avait dit qu'à une certaine époque, il avait vu cette épidémie sévir dans ses salles de service, chaque fois que l'affluence des blessés de toute nature obligeait à augmenter considérablement le nombre des lits et qu'il l'avait vue aussi disparaître aussitôt qu'on réduisait le nombre des lits au chiffre habituel. Que se passait-il donc là ? Les émanations morbides accumulées dans un espace trop étroit avaient-elles eu le funeste pouvoir de créer de toute pièce une atmosphère pestilentielle, ou bien n'avaient-elles créé qu'un milieu favorable, où s'était réveillée la virtualité d'un autre agent épidémique mystérieusement répandu dans l'atmosphère. Je ne m'arrête pas ici à cette question ; je remarque seulement ces deux points certains : que les malades nouveaux venus n'avaient pas le typhus au début, qu'ils n'en ont été atteints ni plus tôt, ni plus sévèrement que les autres malades, que, par conséquent, l'importation du typhus dans l'hôpital n'est pas leur fait : c'est l'encombrement seul qui est cause de tout le mal.

A Fort-Royal, au contraire, les faits parlaient si haut, que je ne pouvais pas douter que je fusse témoin d'une importation épidémique. Sans l'entrée des nouvelles troupes à l'hôpital, on n'y eût point vu le choléra ; elles seules apportent de France les matériaux inflammables de cette épidémie, et la dysenterie coloniale n'a été que l'étincelle qui les fit éclater et se répandre. Le rapprochement de ces deux faits fut pour moi un trait de lumière, non point qu'il m'ait fait connaître dans son essence même le véritable agent des épidémies, mais parce qu'il m'a fait distinguer les deux conditions essentielles à leur développement. Il m'était évident, dans le premier cas, que cet agent invisible tenu d'abord dans l'atmosphère à l'état latent, ou si l'on veut à l'état de cause occasionnelle, était devenu, à la fin, une cause efficiente par le seul fait de l'encombrement ; il m'était évident aussi que, dans le second cas, le même agent invisible tenu dans l'économie humaine à l'état de cause occasionnelle, ou si l'on veut, à l'état d'incubation susceptible d'avortement, avait fait explosion, à la fin, par le seul fait de la rencontre d'un autre foyer épidémique.

Après cela, j'étais suffisamment averti des moyens à employer contre la propagation du choléra. Il fallait faire cesser l'encombrement, il fallait écarter les troupes venant de France des milieux de l'épidémie dysentérique. J'obtins que les militaires malades fussent transportés désormais au Fort-Bourbon. C'est un local situé non loin de la ville, sur un vaste plateau, comparable au Mont-Valérien. Là nos malades trouvent des lits convenablement espacés, dans des salles pourvues de larges fenêtres. On a soin qu'une constante ventilation du bon air, qui souffle sur ces hauteurs, ne laisse jamais à l'air intérieur le temps de se charger de miasmes malfaisans ; et bientôt les guérisons se prononcent, les convalescences sont promptes ; et des années se passent sans que le choléra reparaisse à la Martinique.

Le désencombrement des hôpitaux, le choix des lieux d'habitation salubres, et surtout de lieux écartés des foyers épidémiques sont donc trois indications hygiéniques de première importance contre la propagation du choléra, et elles s'appliquent aux demeures des particuliers comme aux logemens d'agglomérations d'hommes, hôpitaux, casernes, tentes de campement. Ajoutons ici une quatrième indication, la désinfection qui n'est pas moins importante. Je n'entends pas dire une désinfection de petites boîtes et de flacons, mais une désinfection largement pratiquée par les agens les plus efficaces que la pharmacie connaisse. Il ne faut même pas attendre que les émanations malsaines soient répandues dans l'air pour en déterminer la précipitation, il faut les éteindre s'il se peut au début en ne recevant les déjections des cholériques, selles ou vomissemens que dans des vases suffisamment remplis de liquides désinfectans.

Au sujet du choix des lieux, j'ai, à ma connaissance, un autre exemple de ses bons effets dont le récit trouve ici naturellement sa place. C'était pendant ma station dans les Indes. J'avais été chargé de conduire à l'Ile-Bourbon (Réunion), les malades de nos troupes en expédition à Madagascar, où régnait épidémiquement la dysentérie et les fièvres intermittentes pernicieuses. Nous n'avions pas de bâtiment spécialement affecté à cet usage, il fallut nous contenter d'un lourd navire qui avait été construit pour le transport du gros bétail destiné à notre approvisionnement. Heureusement, il y avait dans les flancs du *Madagascar* (c'était le nom du navire) un vaste entrepont avec de larges sabords, dont nous fîmes le dortoir de nos malades. Ainsi, la nécessité et le hasard avaient plus fait pour leur bien-être qu'en n'eût pu faire peut-être un plan arrêté d'avance ; le *Madagascar* était un excellent modèle de vaisseau-hôpital.

Par le seul fait du changement de lieu, et sans qu'il ne fût rien changé au mode de traitement, tous nos malades qui quittaient une côte marécageuse pour monter sur ce navire, éprouvaient un grand soulagement à leurs maux. Ils en savaient bien reconnaître eux-mêmes la cause qu'ils ne manquaient jamais d'attribuer au bon air, à l'égalité de température de la mer et aux douces oscillations du navire. Une mesure de ce genre est particulièrement applicable aux épidémies qui règnent parmi les troupes en expédition ou en campement sur les bords de la mer. Dans ces cas, il faudrait un vaisseau-hôpital construit exprès, suivant le système mixte à voile et à hélice. Il stationnerait en pleine mer, hors la portée des lieux épidémiques, et à une distance des côtes qui permît un facile embarquement et débarquement des malades. En cela consiste notre cinquième indication hygiénique.

Incidemment, je cite encore une autre précaution hygiénique qui est traditionnelle parmi les naturels de Madagascar. Ils ont soin d'allumer, même en temps de chaleur, de grands feux dans l'intérieur de leurs cases ; c'est un bon moyen d'y renouveler l'air, et de se garantir contre les variations extrêmes de la température de ce pays.

Il y a d'autres indications encore ; mais avant d'en clore la liste, je reviendrai sur le mode de propagation du choléra, en le prenant à son point de départ dans les marais fangeux du Gange, toujours pleins de débris de plantes et d'animaux en putréfaction.

Quelle a été la cause de la première apparition du choléra sur les bords de ce fleuve? Les vagues conjectures que l'ignorance se forgeait à ce sujet, n'ont commencé à s'éclaircir que lorsque les médecins ont posé scientifiquement la question sur ces deux seules hypothèses possibles d'une cause d'origine tellurienne ou d'une cause d'origine atmosphérique. Ainsi, on a établi que les premières attaques du choléra, dont les Indiens des bords du Gange furent victimes, devaient nécessairement être attribuées, ou bien à des émanations marécageuses qui, à un certain moment, auront rempli d'une infection inaccoutumée tout l'air que ces peuples respirent, ou bien à un agent impondérable, l'électricité, par exemple, qui, à un certain moment, les aura foudroyés par des décharges inusitées de son fluide. On a remarqué, de plus, que l'introduction de l'influence épidémique dans l'économie n'a pu se faire que chimiquement et par l'appareil de la respiration dans le premier cas, ou bien météorologiquement et par le système nerveux dans le second cas. Voilà l'état actuel de la science sur ce sujet. Mais comment faire un choix rationnel entre ces deux hypothèses? Et même est-il indispensable que l'on fasse un choix? N'est-il pas permis, au contraire, de croire que les deux causes, en apparence exclusives l'une de l'autre, ont pu agir ou successivement ou concurremment dans l'explosion de la première épidémie? La physiologie et les études cliniques résoudront un jour ces questions dont l'importance est surtout grande pour la recherche des indications de traitement. Leur importance est moindre dans la recherche des indications hygiéniques, les seules qui nous occupent dans cet article, parce qu'il n'est pas question ici de pénétrer l'essence des choses, il s'agit seulement de savoir comment l'influence épidémique, une fois incarnée dans l'économie humaine, a été portée hors de son lieu originel dans des contrées lointaines où elles ne se seraient pas développées naturellement.

Le choléra n'est pas contagieux, c'est-à-dire qu'il ne se propage ni par l'attouchement des malades qui en sont atteints, ni par l'attouchement des effets qui sont ou qui ont été à leur usage. Après tout ce qui a été dit et écrit sur ce sujet, il est étonnant que l'on croie encore à la contagion du choléra ; cependant cette erreur persiste même chez les hommes de l'art, puisqu'on a vu pendant l'épidémie de Rome les médecins de cette ville ne visiter les cholériques que les mains gantées et le visage couvert d'un masque ridicule. Le choléra n'est pas contagieux, mais il est très susceptible de se propager par importation, c'est-à-dire que les personnes qui ont subi l'influence de cette épidémie, en peuvent devenir des foyers mobiles qui la portent au loin dans des lieux où elle n'avait point paru. Ceci mérite d'être bien constaté et partout publié ; car si une crédulité erronée à la contagion a eu l'inconvénient ridicule que j'ai signalé, une incrédulité erronée à l'importation aurait un inconvénient plus grave en détournant les médecins et les administrateurs de prendre certaines mesures indipensables au maintien de la santé publique. Je veux appuyer ici ce raisonnement par une analyse plus détaillée des faits épidémiques.

Le choléra éclate avec fureur à Marseille, Toulon est encore épargné. Deux ou trois personnes fuient la ville, siége de l'épidémie, non sans en avoir subi l'influence, elles se réfugient à Toulon, elles y tombent malades, après quelques jours elles sont prises du choléra, elles en meurent : c'est en tout deux ou trois cas de choléra ; les autorités de Toulon peuvent n'y pas donner une grande attention. Mais si les réfugiés marseillais, déjà souffrans de la prédisposition épidémique, arrivent à Toulon par milliers, si des centaines parmi les plus malades ou les plus pauvres, vont mourir du choléra dans les salles de l'hôpital, donnera-t-on encore aux autorités la trompeuse assurance qu'il n'y a aucun danger à courir ni aucune précaution à prendre ? Personne ne l'oserait, parce qu'il est hors de doute alors que Toulon est sous le coup d'une invasion d'épidémie cholérique que le seul fait d'encombrement dans l'hôpital peut faire éclore à chaque instant. J'ai donné à entendre que les réfugiés marseillais ont été les foyers mobiles de l'importation, c'est une assertion à rectifier dans ce sens, que chacun d'eux, individuellement, n'est pour ainsi dire, qu'un tison isolé de ce foyer épidémique qu'ils forment tous ensemble : or, rassemblez les tisons et l'incendie va éclater, dispersez-les, elle va bientôt s'éteindre. Voilà pourquoi il faut envisager courageusement les dangers de l'importation, et ne point désespérer de les vaincre. Ici, nos principales règles hygiéniques trouvent naturellement leur application.

J'ai parlé de la désinfection des salles de cholériques et des vases à leur usage ; un fait, arrivé à Paris, prouve combien il est nécessaire de veiller à la propreté et à la désinfection des lieux d'aisances. Dans une maison de cette ville, située dans un quartier sain, les cas de choléra se multipliaient et se succédaient, à tous les étages, avec une persistance surprenante, lorsqu'on en découvrit enfin la cause dans l'obstruction des lieux d'aisance qui faisaient refluer, vers l'intérieur des appartemens, un suintement de liquides infectes.

De même, à Londres, la persistance et les rigueurs de l'épidémie, dans certains quartiers, bien construits et sainement situés, sont restés inexpliqués jusqu'à ce qu'on eût découvert que les eaux potables, provenant des bassins inférieurs et fangeux de la Tamise en étaient la véritable cause. Il faut donc ajouter le filtrage des eaux au nómbre de nos meilleurs indications hygiéniques.

Avant de finir, je résumerai, en peu de mots, le récit du fait principal et l'énumération des indications hygiéniques qui ont fait le sujet de cet article.

Un corps de troupes part d'un département de la France où sévit le choléra, il va s'embarquer, et c'est vers le midi qu'il fait voile ; les côtes où il aborde sont basses et humides, leur sol ne fournit qu'une nourriture insuffisante ou inaccoutumée, on y passe du jour à la nuit, du matin au soir par des degrés extrêmes de chaleur et de refroidissement, de sécheresse et d'humidité. Voilà les conditions dans lesquelles s'est trouvé le petit corps de troupes qui aborda à la Martinique ; ce sont aussi les conditions dans lesquelles nos grands corps armés de l'expédition d'Orient ont abordé au Pirée, à Gallipoli et à Varna. En 1833, après le débarquement à la Martinique, quelques soldats, par le seul fait du changement de climat et de régime tombent malades, leur état se complique des maladies propres au pays, la prédisposition épidémique qu'ils avaient apportée de France se réveille, ils meurent du choléra. Ne voit-on pas aussi là, sur une petite proportion, le même fait qui, en 1854, reparaît avec des proportions effrayantes dans la pleine de la Dobrudsca. C'est que, dans ce dernier fait, l'encombrement des habitations, tentes et casernes, la rencontre des milieux épidémiques, le mauvais régime, les eaux marécageuses, les fatigues du service, en un mot, toutes les conditions insalubres de nature à réveiller la prédisposition épidémique se trouvent démesurément accumulées. Par conséquent, c'est le cas de concentrer et de faire concourir tous les moyens que l'hygiène nous fournit pour empêcher le réveil et la propagation du choléra.

Parmi celles que j'ai citées dans le courant de cet article, et qui sont : le désencombrement, la désinfection, l'habitation des lieux élevés, l'éloignement des milieux épidémiques, un régime fortifiant, le filtrage des eaux, je n'en vois pas une qui ne trouve ici son utile application. Je signale surtout le vaisseau-hôpital, et je fais remarquer que quelques appareils de filtrage que l'on joindrait aux autres objets de l'équipage militaire, sans causer de grands embarras, pourraient avoir les plus grands avantages.

En finissant, je ferai remarquer que le choléra, qui dépasse de beaucoup les autres épidémies dans la malignité de ses attaques, ne les dépasse pas moins par la fréquence et l'étendue de ses invasions. La peste est orientale, presque mahométane ; elle occupe dans l'hémisphère boréal un espace qui ne comprend que de 12 à 14 degrés de longitude et autant de latitude ; elle ne passe point en Amérique. La fièvre jaune, plus étendue, ne dépasse pas, au nord, le 50me degré de latitude. Aucune de ces limites n'arrête le choléra, et dans le peu d'années écoulées depuis sa première invasion hors du point d'origine, on l'a vu porter ses ravages sur toutes les parties du monde et sous les climats les plus divers. On ne saurait donc trop recommander la stricte observation des règles de l'hygiène, qui est encore un des meilleurs moyens que la science nous fournisse pour arrêter l'extension de cette redoutable épidémie.

PARIS — TYPOGRAPHIE ET LITHOGRAPHIE FÉLIX MALTESTE ET Cⁱᵉ,
Rue des Deux-Portes-Saint-Sauveur, 22.

www.ingramcontent.com/pod-product-compliance
Lightning Source LLC
LaVergne TN
LVHW011505170726
843501LV00009B/3609